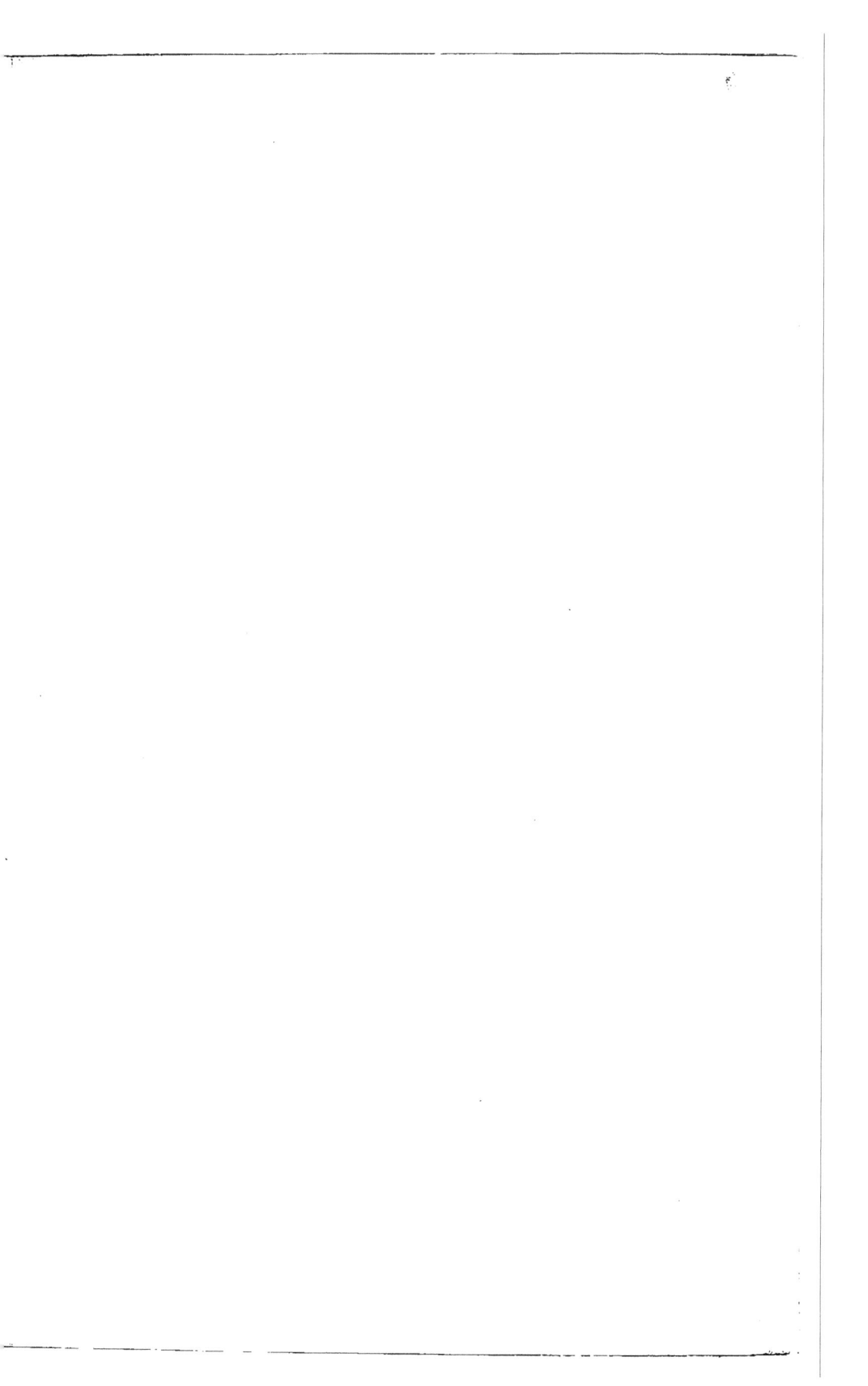

SUR

LA TENSION SUPERFICIELLE DES LIQUIDES

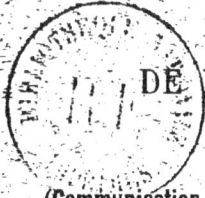

DE L'ORGANISME HUMAIN

(Communication faite au VIᵉ Congrès français de Médecine.)

PAR

M. LE Dʳ H. FRENKEL

Professeur agrégé, Médecin des hôpitaux de Toulouse.

TOULOUSE

IMPRIMERIE ET LIBRAIRIE ÉDOUARD PRIVAT

45, RUE DES TOURNEURS, 45

—

1902

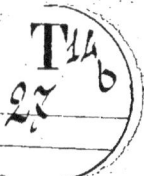

SUR

LA TENSION SUPERFICIELLE DES LIQUIDES

DE L'ORGANISME HUMAIN

Par M. le Dr H. FRENKEL

Professeur agrégé, Médecin des hôpitaux de Toulouse

Dans plusieurs communications faites à la Société de biologie[1], ainsi que dans diverses études publiées dans le *Journal
de Physiologie*[2], nous avons, M. Cluzet et moi, montré l'intérêt
qui s'attache à l'étude de la tension superficielle des urines et
des liquides organiques en général. Nos travaux ont paru inté-
resser les biologistes et les médecins, qui ont insisté sur quelques points de technique et ont apporté de nombreux faits
d'observation ou d'expérimentation. C'est surtout la réaction
de Hay[3], dans ses applications cliniques pour la recherche des
acides biliaires dans les liquides de l'organisme, qui a donné un
regain d'actualité à la connaissance de la tension superficielle
de ces liquides. Il serait prématuré de préjuger ce que la
connaissance de cette constante physique est capable de donner
à la médecine pratique. Mais, d'ores et déjà, nous avons pu,
M. Cluzet et moi, tirer quelques conclusions générales d'une

---

1. H. Frenkel, *Société de biologie*, 22 déc. 1900. — H. Frenkel et J. Cluzet,
Soc. de biol., 22 déc. 1900. — H. Frenkel et J. Cluzet, *Soc. de biol.*, 2 fé-
vrier 1901.

2. H. Frenkel et J. Cluzet, *Journal de Physiol.*, 15 janvier 1901. — *Ibid.*,
15 mars 1901.

3. Voir ma rectification au sujet de la paternité de la réaction du soufre
dans les *C. R. de la Soc. de biol.*, séance du 15 mars, n° 10, 1902.

étude d'un grand nombre de faits relatifs aux urines normales ou pathologiques.

Je désire aujourd'hui étendre cette étude aux autres liquides de l'organisme. Mes collègues et amis, MM. Bardier et Cluzet [1], ont fait un certain nombre de déterminations de la tension superficielle des liquides organiques du chien à l'état normal. Par contre, mes déterminations ont été faites sur les liquides organiques de l'homme à l'état pathologique. Mes recherches personnelles faites avec le concours de M. Toujan, attaché au Laboratoire des Cliniques de la Faculté de Médecine, concernent le sérum du sang, les liquides d'œdèmes, les épanchements pleuraux, péricardiques, péritoneaux, les liquides d'hydrocèle, le contenu stomacal après un repas d'épreuve, les liquides résiduels de l'estomac, les vomissements.

1° SÉRUM DU SANG. — Nous avons fait trois déterminations dans deux cas dont le diagnostic fut vérifié à l'autopsie. Dans le premier cas, cancer de la vésicule biliaire, il y avait de l'ictère et la réaction de Hay était positive pour l'urine, mais négative pour le sérum du sang.

N° D'ORDRE	DIAGNOSTIC	DATE	TENSION SUPERFICIELLE en migr. et par mm.	TENSION SUPERFICIELLE en dynes et par centim.	Δ	OBSERVATIONS
1	Cancer de la vésicule biliaire.	30 mars 1901..	6,439	63,166	— 0,65	NaCl = 5,8 °/₀₀
2	Même cas.	2 avril 1901..	6,714	65,864		
3	Péricardite tuberculeuse, asystolie. .	26 avril 1901.. 3 h. avant la mort.	7,216	70,789	— 0,83	NaCl = 6 °/₀₀
		Urines du cas 1.				
1 bis	Cancer de la vésicule biliaire.	26 avril 1901..	5,858	57,467	— 1,32	NaCl = 8,9 °/₀₀ R. de Hay positive.

Il résulte de la comparaison de ces cas que si la présence des acides biliaires dans le sang abaisse considérablement la tension superficielle, cet abaissement n'est pas aussi important

1. Bardier et Cluzet. *Soc. de biol.*, n° 4, 1902, p. 119.

que dans les urines, et la réaction de Hay peut rester négative même dans le sérum ictérique. Chez le même malade, la tension superficielle du sérum est restée supérieure à celle de l'urine. Cela est-il dû à une plus forte proportion des acides biliaires dans l'urine que dans le sérum sanguin ? C'est à l'avenir d'élucider cette question si importante pour la connaissance du pouvoir sélecteur de l'épithélium rénal.

2° LIQUIDES D'ŒDÈME, — Ces liquides nous ont été obligeamment fournis par notre collègue, M, Baylac, qui les a recueillis à l'aide des tubes de Southey.

N° D'ORDRE.	DIAGNOSTIC	DATE	TENSION SUPERFICIELLE en mgr. et par mm.	TENSION SUPERFICIELLE en dynes et par centim.	OBSERVATIONS
1	Urémie............	26 avril 1901...	7,363	72,230	NaCl = 5,4 °/₀₀ $\Delta = -0,61$. Avant la mort.
2	Insuff. cardio-rénale.	1er mai 1901...	7,711	75,645	Examen fait 8 jours après la récolte.
3	Compression des veines du bras par masses cancéreuses. Cancer du sein.	1er mai 1901...	6,851	67,208	Examen fait 8 jours après la récolte.
4	Autre cas, même mécanisme de l'œdème	22 mai 1901...	7,272	74.338	NaCl = 6 °/₀₀

Les liquides d'œdème paraîtraient avoir une tension superficielle plus élevée que celle du sérum, s'il était permis de juger d'après un si petit nombre de faits. Elle reste toujours inférieure à celle de l'eau, mais peut s'en rapprocher très sensiblement (cas 2). La proportion des sels des liquides d'œdème étant à peu près la même que celle du sérum, il faut attribuer la forte tension du liquide d'œdème à sa teneur plus faible en substances albuminoïdes.

3º LIQUIDES PLEURÉTIQUES. — Ces liquides ont été recueillis le plus souvent par ponction aspiratrice pendant la vie, deux fois après la mort.

Nº D'ORDRE	DIAGNOSTIC	DATE	TENSION SUPERFICIELLE en mgr. et par mm.	TENSION SUPERFICIELLE en dynes et par centim.	OBSERVATIONS
1	Pleurésie séro-fibrineuse..........	29 avril 1901...	7,337	71,976	
2	Id.	9 mai 1901....	6,328	62,078	
3	Id.	21 juin 1901...	7,050	69,160	4 litres, 28 heures après la mort.
4	Id.	3 juin 1901....	6,545	64,206	Albumine = 36 gr. par litre. $\Delta = -0,55$.
5	Id.	29 janvier 1902.	6,902	67,709	
6	Id.	3 octobre 1901.	6,636	65,104	V = 1,800.
7	Néphrite interstitielle. Pneumonie blanche de la base. Pleurésie séreuse.......	21 juin 1901...	6,365	62,444	V = 1,500, 16 heures ap. la mort.
8	Néphrite chronique..	28 juin 1901...	6,742	65,845	$\Delta = -0,64$.
9	Pleurésie double.....	4 juillet 1901...	6,304	61,838	$\Delta = -0,55$. NaCl = 4 °/°° V = 500.

Les épanchements de la plèvre, tant par exsudation que par transsudation, présentent une tension de surface plus faible que les liquides d'œdème, à en juger par les faits dont nous disposons. La comparaison de leur tension avec la tension du sérum serait intéressante à faire chez le même malade.

4° LIQUIDE PÉRICARDIQUE. — Péricardite brightique.

N° D'ORDRE	DIAGNOSTIC	DATE	TENSION SUPERFICIELLE en mgr. et par min.	TENSION SUPERFICIELLE en dynes et par centim.	OBSERVATIONS
1	Péricardite brightique	30 sept. 1901..	6,336	62,156	

5° LIQUIDE PÉRITONÉAL — Liquide retiré par ponction.

1	Carcinose péritonéale............	10 juin 1901...	6,181	60,636	$\Delta = -0,56$.
2	Même cas.........	22 juin 1901...	6,388	62,666	
3	Ascite d'origine hépatique.........	—	6,515	63,914	

6° LIQUIDE D'HYDROCÈLE.

1	Hydrocèle.........	21 mai 1901...	7,153	70,171	$V = 300^{cc}$. $\Delta = -0,63$. NaCl = 8,2 °/₀₀ Albumine = 1^{gr}70 par litre.

Les liquides de péricardite brightique, ainsi que ceux de la péritonite cancéreuse, offrent une tension bien basse, tandis que le liquide d'hydrocèle se rapproche à ce point de vue plutôt de l'eau, sans doute à cause de sa plus grande pauvreté en matières albumineuses.

7º LIQUIDES GASTRIQUES.

Nº D'ORDRE	DIAGNOSTIC	DATE	TENSION SUPERFICIELLE en mgr. et par mm.	TENSION SUPERFICIELLE en dynes et par centim.	OBSERVATIONS
	a) Contenu gastrique retiré à jeun sans lavage la veille.				
1	Dilatation de l'estomac, rétréciss. du pylore de nature indéterminée......	1er mai 1901...	5,608	55,014	14 heures après le dernier repas, liquide coloré en vert. Réaction de Hay positive.
2	Sténose pylorique non néoplasique (?)....	15 mai 1901...	6,790	66,610	A = 0,7665. H = 0. NaCl = 7,2 º/₀₀
	b) Vomissements.				
1	Insuffisance motrice, ana-chlorhydrique..	2 mai 1901....	5,765	56,535	A = 1,244. H = 0. — Bile. R. de Hay positive.
2	Crise gastrique du tabès	6 mai 1901....	5,443	53,396	A = 0,936. H = 0. — Bile. R. de Hay positive.
3	Crise gastrique du tabès, mélaena (autre cas)............	2 juillet 1901...	5,550	54,445	A = 0,657. H = 0. NaCl = 2,6 º/₀₀ Δ = — 0,29. R. de Hay positive.
4	Vomissement accidentel............	8 juin 1901....	5,897	57,850	Vermicelle, pain. A = 1,314. H — présence. R. de Hay positive.
	c) Contenu gastrique après le repas d'épreuve d'Ewold-Boas.				
1	Extraction une heure après le repas. ...	3 mai 1901....	6,861	67,306	A = 1,825. H = 0. V = 50 c. c.
2	Extraction 30 minutes après le repas.....	1er juin 1901.:	5,738	56,290	A = 1,131. H — présence. U = 50 c. c. R. de Hay positive. Δ = — 0,48.
3	Extraction 50 minutes après le repas. ...	22 juin 1901...	5,795	56,845	A = 0,511. H — traces. R. de Hay positive.

Les liquides provenant de l'estomac se distinguent des épanchements cavitaires étudiés précédemment par leur tension, souvent, mais pas toujours, très faible. Il n'y a pas de différence essentielle à établir entre le contenu gastrique de l'insuffisance motrice retiré à jeun sans lavage préalable fait la veille, entre les liquides des vomissements et le contenu gastrique après un repas d'épreuve. Dans tous ces cas, il peut y avoir une certaine proportion de bile qui abaisse le chiffre de la tension. En l'absence des acides biliaires, d'autres causes interviennent pour diminuer la tension des liquides gastriques. Dans les liquides de rétention et dans les vomissements, il y a des acides de la série grasse (acétique, lactique, butyrique, etc.), il y a de l'alcool introduit avec l'alimentation; dans certaines circonstances, d'ailleurs très rares, il peut y avoir des phénols sulfo-conjugués provenant de l'intestin qui contribuent isolément ou réunis à diminuer cette constante physique. Même après un repas d'épreuve, il est fréquent d'observer une faible tension avec réaction de Hay positive, et cela non seulement quand il y a de la bile chimiquement décelable, mais même quand la réaction de Gmelin est négative. Ce dernier point appelle des nouvelles précisions qui auront pour but d'élucider la question de savoir si le cathétérisme de l'estomac un peu prolongé, tel qu'on le pratique pour retirer *tout* le contenu gastrique, ne favoriserait pas l'ouverture du pylore et le reflux d'une très petite quantité de bile dans l'estomac. Les traces de bile, insuffisantes pour donner la réaction de Gmelin, abaisseraient assez la tension superficielle pour rendre la réaction de Hay positive.

En terminant, nous tenons à déclarer que seule la multiplication des mensurations faites dans un grand nombre de cas pourra amener la découverte des lois qui rendront la recherche de cette constante physique intéressante et peut-être importante au point de vue pratique. C'est pour provoquer ces déterminations multiples et nombreuses que nous avons communiqué les quelques faits dont nous disposons aujourd'hui. Ces faits ont besoin d'être complétés, et tels quels ils ne servent qu'à poser les premiers jalons d'une étude que nous reprendrons ultérieurement.

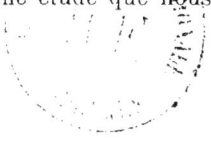

Toulouse, Imp. DOULADOURE-PRIVAT, rue St-Rome, 39. — 1270.

76

www.ingramcontent.com/pod-product-compliance
Lightning Source LLC
Chambersburg PA
CBHW050459210326
41520CB00019B/6282